Narzissmus in Beziehungen

Woran Sie einen Narzissten erkennen,
sich von ihm lösen und endlich
glücklich werden

Annika Pütz

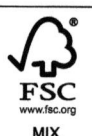

INHALT

Das erwartet Sie in diesem Buch

Ich fühle mich krank, müde und alt. Ich habe für nichts mehr Energie. Ich warte nur noch. Warte auf ein nettes Wort, warte darauf, dass er sich meldet, warte darauf, anerkannt zu werden. Ich kann nicht verstehen, was ich falsch mache, mir tut das nicht gut, ich weiß das. Doch ich kann nicht anders, ich bleibe. Ich bin selbst schuld. Ich muss mich nur mehr anstrengen, toleranter werden. Dann wird alles gut."

Solche oder ähnliche Gedanken hatte bereits jeder, der eine oder mehrere Beziehungen bzw. Begegnungen mit einem Narzissten hatte. Sehr häufig begegnet uns diese Thematik bei der Partnerwahl. Wiederholt sind Sie enttäuscht worden, fühlen sich ausgenutzt oder gar schuldig?

Bestimmt hat Ihnen eine Freundin bereits zurückgemeldet, dass Sie immer wieder auf den gleichen Typ Mann „reinfallen". Vielleicht machen Sie sich dahingehend aber auch bereits selbstständig Gedanken und überlegen, Ihr „Beuteschema" grundlegend zu überarbeiten. Möglicherweise sind sie noch in einer solchen Beziehung und haben den Wunsch, sich aus dieser zu befreien, wissen aber nicht, ob Sie wirklich „klar" sehen?

Genau mit diesem Thema beschäftigen wir uns in diesem Buch. Ich möchte Ihnen dabei helfen, sich für die Merkmale des Narzissmus zu sensibilisieren und lade Sie dazu ein zu reflektieren, welche Verhaltensmuster Sie dazu gebracht haben, wiederholt auf narzisstische Männer zu treffen. Außerdem möchte ich Ihnen eine Hilfestellung anbieten, wie sie sich aus destruktiven Beziehungen befreien können.

Der Einfachhalt halber schreibe ich aus Sicht einer Frau. An dieser Stelle sei aber gesagt, dass es Narzissmus natürlich auch unter Frauen gibt. Dieser unterscheidet sich in einigen Punkten von den Merkmalen des Narzissmus bei Männern, macht aber im Ergebnis kaum einen Unterschied. Grundsätzlich sind also auch Männer, die wiederholt auf narzisstische weibliche Persönlichkeiten treffen, dazu eingeladen, zu reflektieren und destruktive Verhaltensmuster zu durchbrechen.

Narziss –
Der Schöne

Narziss war das gemeinsame Kind des Flussgottes Kephisos und der Wassernymphe Leiriope. Er ist aus einer Vergewaltigung heraus entstanden und wuchs zu einem jungen Mann heran, der von Stolz auf seine eigene Schönheit erfüllt war. Jungen und Mädchen umschwärmten ihn gleichermaßen, doch er wies diese allesamt herzlos zurück.

Der junge Ameinias erfuhr diese Zurückweisung ebenfalls. Narziss ließ ihm ein Schwert zukommen.

Diese Kränkung konnte er nicht verkraften und brachte sich mit dem Schwert selbst um, aber nicht ohne zuvor die Götter anzurufen, damit diese ihn rächten. Nemesis bzw. Aphrodite erhörte sein Flehen und strafte Narziss mit unstillbarer Selbstliebe.

Als dieser sich im Wasser betrachtete, verliebte er sich unsterblich in sein Spiegelbild, ohne zu erkennen, dass er es selbst war, den er im Wasser erblickte. Diese Liebe war von Unerfüllbarkeit gekennzeichnet, er erkannte dies, doch es nützte ihm nichts. Er verzehrte sich nach seinem Spiegelbild bis zu seinem Tode.

Pausanias, ein griechischer Reiseschriftsteller, überlieferte, dass Narziss sich eines Tages an den See setzte, um sich an seinem Spiegelbild zu erfreuen. Ein Blatt fiel ins Wasser und verzerrte sein Spiegelbild. Narziss, schockiert und im Glauben, er sei hässlich, starb daraufhin. Nach seinem Tode wurde er in eine Narzisse verwandelt.

Aus dieser griechischen Mythologie heraus entstanden, hat sich der Begriff „Narzissmus" entwickelt. Grob zusammengefasst beschreibt dieser Persönlichkeiten, welche oft anspruchsvoll, arrogant und überheblich wirken. Es handelt sich diesbezüglich um augenscheinlich sehr selbstbewusste Menschen, zumindest transportieren sie dieses Bild aktiv nach außen. Hinter dieser Außenwirkung versteckt sich allerdings oftmals ein eher schwaches, leicht zu verletzendes Selbstwertgefühl, aufgrund dessen diese Menschen nur schwer mit Kritik umgehen können. Mehr noch – Narzissten verzeihen Kritik nur schwer. Niemand soll erkennen, wie empfindsam und schwach der Mensch hinter der Fassade eigentlich ist.

Die Probleme von Narzissten fangen früh an. Sie werden ihren eigenen Ansprüchen nicht gerecht, werden von Perfektionismus angetrieben und von Versagensängsten geplagt. Sie haben oft Probleme an ihrem Arbeitsplatz und werden sich selbst niemals gerecht.

Wenn die Waage kippt – persönlicher Stil oder Störung?

Was unsere Persönlichkeit ausmacht, ist eine komplexe Frage. Wir alle haben Anteile von Impulsivität, Sprunghaftigkeit, Dramatisierung, Egoismus und vielem mehr in uns. Jeder Mensch verfügt über eine andere Art und Weise, seine Umgebung wahrzunehmen und mit anderen Menschen zu interagieren. Die Verteilung und Ausprägung unserer einzelnen Eigenschaften bzw. unserer Denk- und Handlungsmuster lässt uns eine Persönlichkeit entwickeln. Sie wird durch unsere Außenwelt und maßgeblich durch unsere Erfahrungen im Kindes- und Jugendalter geprägt. Generell halten sich diese Merkmale die Waage, auch wenn manche Eigenschaften etwas mehr und andere dafür weniger ausgeprägt sind.

Von einer Persönlichkeit zu einem Persönlichkeitsstil kommen wir dann, wenn manche Charaktereigenschaften deutlicher als andere in Erscheinung treten. Dabei sind die Übergänge fließend zu betrachten. Die meisten Menschen sind somit eher ein „Sammelsurium" verschiedener Persönlichkeitsstile, welche mehr oder weniger stark ausgeprägt sind.

Doch wann sprechen wir von einer „Störung" eines Persönlichkeitsstils? Dies ist immer dann der Fall, wenn bestimmte Eigenschaften übermäßig stark ausgeprägt sind und sich gleichzeitig als sehr unflexibel gestalten. Wenn sich die Art zu denken und zu fühlen stark von der Umgebung abhebt und sich maßgeblich auf das Verhalten der Person auswirkt, so kann dies auf eine Störung hindeuten. Ab wann wir aber von einem sehr ausgeprägten, dominierenden Persönlichkeitsstil sprechen oder eine Störung vorliegt, ist schwer zu beurteilen. Die Übergänge zwischen beiden Varianten sind dabei fließend.

Am deutlichsten zeigen sich Störungen im Interaktionsverhalten. Dies kann sich negative auf Freundschaften, Bekanntschaften oder familiäre Beziehungen auswirken. Dies liegt in der verzerrten Wahrnehmung der Realität begründet. Beispielsweise werden neutrale Handlungen als überdurchschnittlich negativ empfunden oder Ereignisse werden sehr übertrieben wahrgenommen. Menschen mit einer Störung nehmen aber nicht nur ihre Umwelt anders wahr, sondern auch sich selbst. So können erbrachte Leistungen übertrieben positiv dargestellt werden.

Um eine eindeutige Diagnose zu erhalten, ist der Gang zum Psychiater oder einem Therapeuten unerlässlich. In einer Psychotherapie kann dann zunächst mithilfe der „Psychoedukation" eine Diagnose erstellt und gemeinsam nach einer geeigneten Therapieform gesucht werden. Zu diesem Zweck sind viele Einzelgespräche notwendig. Diese Form der Behandlung setzt allerdings eine gewisse Einsicht des Betroffenen und ein starkes gegenseitiges Vertrauensverhältnis zwischen Patienten und Therapeuten voraus.

Auf Grundlage dieser problematischen und sehr schwer zu erstellenden Diagnose sprechen wir im weiteren Verlauf nur noch von Persönlichkeitsstilen.

Neben dem narzisstischen ist der sog. „Borderline-Persönlichkeitsstil" am bekanntesten und ist den meisten Menschen ein Begriff. Neuzeitlich wird dieser Persönlichkeitsstil in der Psychologie als der „emotional – instabile" bezeichnet. Geprägt wird dieser durch eine deutliche Neigung, unerwartet und ohne Rücksicht auf Konsequenzen zu handeln. Betroffene neigen zu starken Stimmungsschwankungen, welche plötzliche Wutausbrüche oder teilweise auch gewalttätige Handlungen zur Folge haben können. Sie sind sich ihrer selbst, ihrer Vorlieben und Bedürfnisse nicht sicher und fühlen sich daher oft leer. Sie strengen sich häufig überproportional an, damit sie nicht verlassen werden. Dabei kommt es dann oft zu selbstverletzendem Verhalten bis hin zu Selbstmordgedanken.

Ein weiterer recht bekannter Persönlichkeitsstil ist der „dependente" oder auch „abhängige". Betroffene mögen es, wenn andere Personen in ihrem Leben die Entscheidungen treffen, fordern diese sogar dazu auf. Oft fragen sie andere um Rat und lassen ihre Entscheidungen nochmals bestätigen. Prägnant ist, dass sich Menschen mit diesem Persönlichkeitsstil den Bedürfnissen von Personen, zu denen eine Abhängigkeit besteht, unterordnen. Die Betroffenen sind sehr nachgiebig und fordern kaum etwas ein. Sie machen dies, weil sie große Angst davor haben, allein zu sein. Sie erleben sich dann als hilflos und fühlen sich nicht mehr in der Lage dazu, für sich selbst sorgen zu können. Das Schlimmste wäre für sie, von Partner, Freunden oder Angehörigen verlassen zu werden.

NARZISSMUS UND CO-NARZISS-MUS – DAS „DREAMTEAM"

Ich habe Ihnen nicht ohne Grund genau diese beiden Stile vorgestellt. Genau wie Yin und Yang bilden der abhängige und in einigen Fällen auch der emotionalinstabile Stil mit dem Narzissmus eine Einheit. Dabei muss nicht immer direkt eine beidseitige Störung vorliegen. Stark ausgeprägte Anteile genügen hier bereits, um sich gegenseitig „attraktiv" zu finden.

Bei der näheren Betrachtung einer Beziehung zwischen einem Narzissten und einem abhängigen Menschen spricht man von Co-Narzissmus oder auch von Komplementärnarzissmus. Hierbei erfolgt eine wechselseitige Befriedigung beider Bedürfniswelten. Die Merkmale eines Co-Narzissten sind vergleichbar mit denen einer abhängigen Person.

Sie sind übermäßig darum bemüht, den Partner glücklich zu machen. Die eigenen Bedürfnisse rücken dabei in den Hintergrund. Das Bedürfnis nach Zärtlichkeit, Liebe und Aufmerksamkeit ist einfach zu übermächtig und lässt alles andere unwichtig erscheinen. Narzissten haben ein Talent dafür, sehr früh und zu Beginn einer Beziehung das Gefühl der Einzigartigkeit zu vermitteln. Endlich hat der Co-Narzisst jemanden gefunden, der das Besondere in einem sieht. Die Angst, niemals solch eine Person zu finden und für immer allein zu bleiben, ist tief in ihnen verwurzelt. Nur zu gern „kümmern" Sie sich endlich um jemanden, legen ihm die Welt zu Füßen. Ein Narzisst nimmt das gerne an. Schließlich fühlt er sich am wohlsten, wenn ihm Bewunderung durch andere entgegengebracht wird, denn das zeigt ihm, dass er seine eigenen Minderwertigkeitsgefühle erfolgreich verschleiert hat. Perfekt auf den ersten Blick! Wäre da nicht die Tatsache, dass man es einem narzisstisch veranlagten Menschen nur schwer recht machen kann:

„S. hat ein gemeinsames Wochenende in den Bergen geplant. Es sollte eine Überraschung für ihren Partner P. werden. Er arbeitet unter der Woche immer sehr lange, ist oft gestresst von der Arbeit. P. reagiert auf ihre Bekanntmachung abweisend, teilt ihr mit, dass er wichtige Dinge zu erledigen habe, fährt aber trotzdem mit. Im Hotel angekommen, äußert sich P. kritisch gegenüber der Zimmerausstattung. Noch beim Auspacken des Koffers betont er, am nächsten Morgen zeitig aufbrechen zu wollen, denn er sei noch anderweitig verabredet. S. fühlt sich schuldig, nicht ausreichend auf die Bedürfnisse von P. geachtet zu haben. Sie nimmt sich für das nächste Mal fest vor, sich noch mehr zu bemühen."

Am Beispiel von S. wird deutlich, wie Co-Narzissten denken und fühlen. Sie geben ihrer eigenen Enttäuschung über die Reaktion ihres Partners keinen Raum und nehmen seine Reaktion zum Anlass, das vermeintliche Fehlverhalten ihrerseits zu überdenken.

Hier wird aber auch die mangelnde Fähigkeit zur Empathie sichtbar. Die Gedanken eines Narzissten kreisen hauptsächlich um ihn selbst. Die Tatsache, dass S. am nächsten Morgen vielleicht gar nicht so früh zurückreisen möchte bzw. die Nachfrage, welche Pläne sie denn habe, spielen für ihn keine Rolle.

Auch der Freundeskreis eines Abhängigen ist stark beansprucht. Häufig bleibt dem Betroffenen nichts anderes übrig, als sich früher oder später mit seinem Leidensdruck dem Freundeskreis zu offenbaren. Doch den engsten Vertrauten wird es sehr schwer gemacht und nicht selten stoßen sie mit ihrem objektiven Feedback auf taube Ohren. Der Co-Narzisst kommt schnell in die Position, den Partner verteidigen zu wollen. Zu präsent sind in diesen Augenblicken doch die schönen Momente der Beziehung, welche der Narzisst ihr in homöopathischen Dosierungen zukommen lässt. Zu groß ist das schlechte Gewissen, nicht dankbar genug dafür zu sein.

Charmant und unwiderstehlich!

NARZISSMUS IN SOCIAL MEDIA

Facebook, Instagram, Tinder, Twitter und Co. So vielfältig die Plattformen, so unterschiedlich die Zielgruppen. Jedes Format bietet viel Platz für Selbstdarsteller. Die Konkurrenz ist groß, sodass für die meisten von uns dahin gehende Fähigkeiten zu einer Selbstverständlichkeit im Umgang mit Social Media geworden sind. Mit diesen Fähigkeiten wächst auch der Narzissmus in unserer Gesellschaft.

„Fotos ohne Filter?! No way!", denken sich viele als Erstes. Wenn wir uns mal ehrlich fragen, worin die Gründe unserer Aktivität auf diesen Plattformen liegen, so werden viele an sich selbst narzisstische Züge feststellen.

„Schöner, besser, außergewöhnlicher" lautet hier das Motto, unter das wir unsere selbstdarstellerischen Profile stellen. Das Foto von unserem Essen vermittelt den Eindruck von Kultiviertheit, das Urlaubsfoto zeigt ein gewisses Maß an finanzieller Sicherheit und ein Gebäude fotografieren ohne Sie im Vordergrund? In diesem Kontext machen sind aber all diese Erinnerungen weniger für uns, um uns an schöne Urlaube, Momente mit Freunden oder außergewöhnliche Augenblicke zu erinnern.

Vielmehr ist bei uns im Hinterkopf tief verankert, der ganzen Welt mitzuteilen, wie cool, beliebt und exotisch wir sind. Aber bleibt uns eine Wahl? Nur wer seine narzisstischen Anteile herausholt und sich ernsthaft mit seiner Eigenvermarktung beschäftigt, hat auf Dauer eine Chance, im Dickicht des Social Media aufzufallen. Der Druck, sich von scheinbaren Konkurrenten abzuheben, ist groß und lässt uns kreativ werden.

DAS DATE – NARZISSMUS ERKENNEN

Der Wunsch nach Geborgenheit, Vertrauen und Familie lässt viele Singles sentimental werden und die Sehnsucht entwickeln, mit einem Mann all dies zu teilen. Beruf, Alter, Studium, Gegebenheiten des Wohnortes oder auch gestiegene Ansprüche und anderweitige Verpflichtungen machen uns die Suche nach einem geeigneten Partner schwer.

Der erste Schritt raus aus dem Singleleben stellt daher oftmals das Online-Dating dar. Vor einigen Jahren noch ein Tabuthema, ist es für uns heutzutage völlig normal, ja sogar selbstverständlich geworden. Unzählige Dating-Apps und Internetportale stehen uns dabei zur Verfügung, teilweise kostenlos, zumeist aber kostenpflichtig.

Vorsicht ist geboten! Nur allzu gern tummeln sich gerade Narzissten im World Wide Web, denn hier haben sie die Möglichkeit, ihr volles Potenzial auszuschöpfen. Nirgendwo sonst ist es so leicht, einen Flirtpartner kennenzulernen.

Doch woran erkennen Sie einen Narzissten? Sie sind schwer zu durchschauen, sie sind meisterhaft darin, sich jeder Frau, jeder Situation und jedem

Bedürfnis anpassen zu können. Wenn etwas zu gut ist, um wahr zu sein, sollten sich Ihre „Alarmglocken" melden. „Love Bombing" lautet hier das Stichwort. Gerade zu Beginn einer Beziehung bezeichnet dieser Begriff einen Zustand, in dem Sie mit Komplimenten, Versprechungen, Aufmerksamkeiten und Zuneigung überschüttet werden.

Geschickt verstehen sich Narzissten auf die emotionale Manipulation ihrer Opfer. Dabei gilt: Je emotional ausgehungerter Sie sind, desto empfänglicher sind Sie für dessen Avancen.

Der Drang, analog zu Ihren Liebesromanen den perfekten Partner zu finden, ist groß. Um uns von besagter Konkurrenz im World Wide Web abzuheben und um unsere Individualität herauszustellen, tendieren wir oft dazu, zu viele persönliche Informationen von uns preiszugeben.

Ein Beispiel: Die Information über ihr Alter in Kombination mit ihrem Familienstand sagt eine Menge über Sie aus. So ist die Chance groß, dass eine Frau im Alter von 38 Jahren und kinderlos den tiefen Wunsch in sich trägt, endlich eine Familie zu gründen. Das Foto Ihres Hundes vermittelt, dass Sie sehr tierlieb sind.

Narzissten sind meist sehr intelligent, attraktiv und legen Wert auf ihr Äußeres. Sie verstehen sich darauf, mitfühlend und emphatisch auf Sie einzugehen. UND – sie recherchieren! Sie nutzen oben genannte Informationen, vielleicht sind Sie auch auf anderen Portalen wie Facebook zu finden. Geschickt werden Sie subtil über Ihre Vorlieben, Ängsten und Hoffnungen befragt. Ziel ist es, schnell eine tiefe Verbundenheit zu schaffen. Auf diese Weise wird der Narzisst genau zu dem Mann, denn Sie schon immer gesucht haben.

Wenn Sie in den sozialen Netzwerken oder auf Dating-Plattformen einen Mann gefunden haben, der ihnen zusagt, dann wird auch ein persönliches Date nicht lange auf sich warten lassen. Viele Männer sind charmant und zuvorkommend, doch nicht jeder davon ist sofort ein Narzisst.

Ein Narzisst wird aber immer wieder Ihre persönlichen Grenzen überschreiten. Sehr schnell wird er versuchen, Ihnen sexuell nahezukommen, auch dies unbemerkt subtil. Dies kann das Glas Wein zu viel sein, was ihn davon abhält, spät am Abend noch mit dem Auto nach Hause zu fahren. Wie praktisch wäre es dann, wenn er bei Ihnen übernachten könnte, schließlich möchten Sie ja nicht, dass zu Beginn ihrer Romanze Unannehmlichkeiten entstehen, weil er am nächsten Tag sein Auto mühevoll abholen muss. Er wird Sie dann entweder völlig überrumpeln oder unter dem Vorwand, Sie einfach etwas im Arm halten zu wollen, immer weitergehen. All dies tut er aber nicht, ohne immer wieder zu beteuern, dass es eigentlich gegen seine Prinzipien verstoßen würde oder dass es das erste Mal sei, dass er „so etwas" machen würde.

Diese Vorgehensweise der übereilten Intimität hat Methode und wird auch als **„Rushing intimacy"** bezeichnet.

Schnell wird er Sie als seine Freundin bezeichnen und Sie mit überzogenen Zukunftsvorstellungen bombardieren. Auch die Worte „Ich liebe dich" werden nicht lange auf sich warten lassen. Geschmeichelt und erleichtert im Glauben, endlich den Mann fürs Leben gefunden zu haben, der mit Ihnen fest zusammen sein möchte, der die gleichen Interessen hat wie Sie und Ihnen all die Sicherheit gibt, die Sie sich schon immer gewünscht haben, sitzen Sie in der Falle. Schneller als gedacht, sind Sie von ihm abhängig.

Aber! Sie können ihn testen. Wenn er Sie zum Beispiel nach Ihrem Lieblingsfilm oder Ihrem Lieblingslied fragt, so erfinden Sie etwas. Eventuell wird er mit Begeisterung antworten, dass es ebenfalls sein bevorzugter Film sei. Grundsätzlich gilt: Hören Sie auf Ihr Bauchgefühl. Kommt Ihnen etwas komisch vor, dann ist die Wahrscheinlichkeit hoch, dass auch wirklich etwas komisch ist. Und ist etwas zu schön, um wahr zu sein, dann ist es das vermutlich auch nicht.

Es gibt aber noch weitere „Warnsignale" und diese kommen häufig aus seinem Umfeld. Partnerschaften, die in die Brüche gegangen sind? Das kann und ist jedem von uns schon mal passiert. Dennoch gilt: Wenn er von seinen vielen Beziehungen berichtet, die allesamt dramatisch den Bach runtergegangen sind und er jegliche Schuld von sich weist, sollten Sie vorsichtig sein.

Eventuell haben Sie ihn bereits einige Male gedatet und so langsam fängt er an, Sie und Ihre persönlichen Vorlieben und Eigenschaften zu kritisieren. Oft fängt er mit dem Aussehen an: zu viel Makeup hier, zu wenig da. Es kann auch vorkommen, dass er Sie in der Öffentlichkeit beleidigt. Setzen Sie ihm

Grenzen! Teilen Sie ihm mit, dass er eine Grenze überschritten hat und sich zukünftig anders zu benehmen hat. Ein Narzisst wird damit nicht umgehen können, er wird entweder wütend werden oder Sie tagelang ignorieren.

Es benötigt viel Erfahrung, um einen narzisstischen Mann zu erkennen. Meistens gelingt Ihnen das nicht auf den ersten Blick, vielleicht aber mit ein wenig Übung auf den zweiten Blick.

Zusammengefasst finden Sie hier einige Merkmale, die während eines Dates darauf hindeuten können, dass Sie einem Narzissten gegenübersitzen:

• Narzissten sind meistens hochintelligent, daher finden wir sie häufig in Führungspositionen.

• Wie eingangs erwähnt haben Narzissten häufig schwierige zwischenmenschliche Beziehungen, daher haben sie zumeist auch wenig „echte" Freunde.

• Er wird alles dafür tun, um für Sie ein Traummann zu sein. Dies geschieht dadurch, dass er all Ihre Interessen, Gefühle und Wahrnehmungen teilt. Kurz: Er wird Ihnen alles sagen, was Sie hören möchten („Love Bombing").

- Das erste Date wirkt aufgesetzt, inszeniert. Es ist einfach alles „etwas zu viel".

- Er wird Ihnen gegenüber überdurchschnittlich charmant auftreten, es ist ihm wichtig, dass Sie sich ganz besonders fühlen.

- Sie werden immer wieder den Eindruck gewinnen, dass seine Aussagen nicht der Wahrheit entsprechen, mehr wird es der Anflug eines Gefühls sein, dem Sie vielleicht nicht genug Aufmerksamkeit schenken.

- Einem Narzissten seine Lügen nachzuweisen ist schwierig, daher hören Sie auf Ihr Bauchgefühl.

- Narzissten sind sehr ambivalent, sie sagen das eine und machen dann etwas ganz anderes.

- Er hat niemals Schuld, dafür hat er Sie.

PSYCHOTERROR – DIE LIEBE, DIE IHR LEBEN ZERSTÖRT

„S. sitzt mit P. in seinem Lieblingsrestaurant. Tief schaut er ihr in die Augen, während er davon berichtet, wie froh er sei, S. gefunden zu haben. Noch nie hätte er eine so tiefe Freundschaft für jemanden empfunden wie für sie. Bisher hätten ihn alle Frauen verlassen, er sei tief verletzt worden und konnte sehr

lange keine Frau ansehen, bis... ja, bis er ihr begegnet sei. Er habe nun endlich das Gefühl, wieder heilen zu können. Es könne aber erst mal nur eine Freundschaft sein, denn für eine Beziehung sei er noch nicht bereit. Betroffen schaut er zur Seite, teilt ihr mit, dass er traurig sei, ihr erst so spät begegnet zu sein. Stockend erzählt er von seiner letzten Beziehung, in die er alles investiert habe, was er konnte. Sogar bei einer Beratungsstelle war er mit ihr, aber es nützte nichts, sie sei immer depressiver geworden, habe sich immer weniger um ihn gekümmert, obwohl er sich aufgeopfert habe. Auch Sex hätte sie mit ihm nicht mehr gehabt, er wurde von ihr mit seinen Bedürfnissen allein gelassen und hätte sich mit sich selbst begnügen müssen."

Ein typischer Fall von **„Love Bombing"**, einer der vielen Manipulationstechniken, welche Narzissten gebrauchen, um Sie in die Abhängigkeit zu locken und zu halten. Wie bereits beschrieben, wird diese Technik gerade am Anfang einer Beziehung gerne benutzt, um Sie in die Abhängigkeit zu locken. Dabei fällt beim zweiten oder auch dritten Durchlesen auf, was P. da eigentlich sagt. Der Betroffene in seinem Hormonrausch wird zunächst von seiner Offenheit, seiner Verletzlichkeit und zuletzt auch von seiner Erkenntnis, dass sie etwas ganz Besonderes ist, verzaubert sein. Was P. dort aber wirklich sagt, ist, dass seine Ex-Lebensgefährtin depressiv sei und er „nur" eine Freundschaft möchte.

Narzissten sind getrieben von dem unstillbaren Drang, bewundert und geachtet zu werden. Daher kommt es nicht selten vor, dass ihnen eine Frau nicht genügt und sie Affären haben. Aber die Begründung hat der Narzisst ja von Anfang an mitgeliefert: Er möchte nur eine Freundschaft. Was können Sie diesbezüglich also kontern?

Einen Teil des Love Bombing stellt das „**Future faking**" dar. Dies ist mit der Halbwertzeit von Wahlversprechen vergleichbar. Ein Narzisst erkennt sehr schnell die unerfüllten Bedürfnisse seines Gegenübers und macht Versprechungen, schmiedet realistische und auch unrealistische Zukunftspläne. Diese Taktik dient der Aufrechterhaltung zwischenmenschlicher Beziehungen, frei nach dem Motto: „Schön bei der Stange halten."

Eine weitere Methode ist „**Gaslighting**". Hierbei handelt es sich um eine Technik, bei der Ihr Partner Sie mit einer großen Selbstverständlichkeit von Unwahrheiten überzeugt, sodass Sie diese gar nicht infrage stellen können. Mehr noch: Der Narzisst wird aktiv Gegebenheiten verändern und Ihnen weiß machen, es sei alles wie zuvor. Das kann beispielsweise der Schlüssel sein, den Sie immer auf dem Tisch ablegen. Der Narzisst wird diesen auf die Kommode legen und Ihnen mit ungläubigem Gesichtsausdruck mitteilen, dass der Schlüssel doch immer dort liegt. Sie werden sich zunehmend unsicher, fast schon verrückt und natürlich abhängig von ihm fühlen.

Bevor ihm diese Methode gelingen kann, muss der Narzisst sich aber absolut sicher sein, dass Sie ihm blind vertrauen.

„Silent Treatment" benutzen besonders narzisstische Persönlichkeiten. Durch diese Technik wird der Abhängige dazu gebracht, sich den Wünschen des Narzissten zu fügen. Dabei werden Sie mit Schweigen verunsichert. So soll Ihnen vor Augen geführt werden, dass Sie falsch reagiert haben. Beispielsweise sind Sie anderer Meinung als er. Infolgedessen fängt er an zu schweigen. Das verunsichert Sie, doch ein Narzisst bleibt hart, schließlich sollen Sie Zeit bekommen, um über Ihr Fehlverhalten nachzudenken. Je mehr Sie bohren, weil die Situation fast unerträglich für Sie ist, desto länger wird dieser

Zustand andauern.

Sie haben magische Dates miteinander verbracht, leidenschaftliche Nächte mit ihm erlebt und plötzlich ist da nichts mehr? Kein Anruf, keine SMS, keine Erklärung. Er ist einfach weg und meldet sich nicht. Jede Minute schauen Sie auf Ihr Handy, aber keine Erklärung trifft ein. Wenn Sie so etwas schon erlebt haben, dann nennt sich das **„Ghosting"**. Dieses Verhaltensmuster tritt im heutigen Zeitalter der Dating-Apps sehr häufig auf. Die große Auswahl an „datebaren" Menschen ist enorm, wer möchte sich denn da sofort auf einen Menschen festlegen? Auch zunehmende Bindungsunfähigkeit und die wachsende Scheu vor Konflikten bewegen Menschen zu diesem Verhalten.

Doch wie sich dies auf die Betroffenen auswirkt, wird nicht berücksichtigt. Ghosting kann ein starkes Gefühl der Verunsicherung hinterlassen. Menschen mit solchen Persönlichkeitsstilen, denen eine Angst vor dem Verlassen zugeschrieben wird, können dadurch in eine Krise geraten. Die Weiterentwicklung des Ghostings bzw. die verwandte Form ist das **„Benching"**. Der Narzisst meldet sich in diesem Fall einfach nicht gar nicht mehr, sondern befördert Sie vielmehr auf die „Ersatzbank". Er lässt oftmals für einige Tage nichts von sich hören und tritt urplötzlich wieder in ihr Leben. Auf diese Weise spielt er mit den Verlustängsten des Abhängigen und bindet diesen dadurch mehr und mehr an sich.

Die „**Triangulation**" wird gerne genutzt, um Eifersucht zu erzeugen. Sie soll den Partner destabilisieren und herabsetzen. Ein gutes Beispiel für eine solche Verhaltensweise ist die „fehlgeleitete" SMS oder E-Mail an eine andere Frau oder sogar die Ex-Frau, die die Bestätigung für das gemeinsame Abendessen enthält. Darauf angesprochen wird er sehr glaubhaft beteuern, wie leid ihm das täte. Seine Wirkung hat ein solches Verhalten nicht verfehlt. Die abhängige Person wird verunsichert, fühlt sich zurückgewiesen und wird die Bemühungen um den Narzissten aufgrund ihrer Eifersucht verdoppeln.

Eine weitere, weit verbreitete Vorgehensweise, unter der Betroffene sehr zu leiden haben, nennt sich „**Blame shifting**". Bei dieser Methode werden Sie niemals recht bekommen. Geschickt kann sich ein Narzisst vom Täter zum Opfer wandeln. Er entzieht sich der Verantwortung für sein Fehlverhalten dadurch, in dem er ganz einfach die Schuld auf Sie schiebt. Er geht fremd? Aber doch nur, weil Sie ihn mit Ihrem Kinderwunsch unter Druck setzen. Sie bekommen mit, dass er über sein Handy mit anderen Frauen flirtet? Es ist doch Ihre Schuld, wenn Sie in seinem Handy „schnüffeln".

Diese Methode lässt Betroffene verzweifeln. Sie haben keine Chance, dagegen anzukommen. Systematisch wird Ihnen vermittelt: „Sie sind falsch, Ihr narzisstischer Partner ist ok." Solange, bis Sie es selbst glauben. Diese Taktik geht fast fließend in das **„Victim blaming"** über. Hier wird das Täter-Opfer-Verhältnis noch auf eine ganz andere Ebene gezogen. Zu beobachten ist dies ebenfalls ganz wunderbar in unserem Beispiel. Dort beschreibt P. ausschließlich, wie er sich gefühlt habe, wie er sich „aufgeopfert" habe. Womit er dies getan hat, bleibt uns vorenthalten. Auch bleibt hier die Frage unbeantwortet, warum die Ex-Frau denn wohl so depressiv gewesen ist. Stattdessen wird sie von ihm sehr stark als Täterin stigmatisiert.

Wenn Sie länger in einer solchen Beziehung leben, ist es Ihnen vielleicht auch schon mal passiert, dass Sie das Bedürfnis hatten, Protokoll über Ihre Gespräche mit dem Partner zu führen oder direkt das Tonband mitlaufen zu lassen. Sie fragen sich zunehmend, ob mit Ihnen etwas nicht stimmt und Sie ernsthaft Ihre geistige Gesundheit infrage stellen sollten. Ich kann Ihnen sagen: Sie „spinnen" nicht! Hier handelt es sich um die Methode des **„Crazy making"**. Der narzisstische Partner sagt zuerst das eine und später etwas völlig anderes, beharrt aber darauf, nie etwas anderes gesagt zu haben. Obwohl Sie genau wissen, dass das nicht der Wahrheit entspricht, wird er Ihnen mit einer Vehemenz und Überzeugungskraft solange das Gegenteil einreden, bis Sie ihm mehr glauben als sich selbst.

Genauso widerfährt er auch mit gemeinsamen Erinnerungen. Ein Narzisst, der gerne zu dieser Methode greift, wird Ihre Erinnerungen gerne völlig anders wiedergeben, als Sie diese erlebt haben. Dabei sind keine Kleinigkeiten wie die Farbe der Parkbank gemeint oder ob das Wetter wolkenlos oder bewölkt war, sondern vielmehr grundlegende Erinnerungen, wie das schöne Erlebnis am Brunnen im Park oder in der Eisdiele in der Innenstadt. Diese Verdrehung der Erinnerungen ist eine besonders toxische Taktik, um Sie zu verunsichern und Sie an ihn zu binden. Gerne steigert der Narzisst auch noch seinen negativen

Einfluss, indem er ein auffallend schlechtes Gedächt-
nis hat und sich an für Sie wichtige schöne Momente
wie beispielsweise das Herz, was Ihnen damals in einen Baum geritzt hat, gar nicht mehr erinnert. In diesem Fall werden Sie nicht nur verunsichert, sondern
auch noch zutiefst verletzt.

Befanden Sie sich schon einmal in einer Beziehung zu einem Narzissten, dann werden Sie vielleicht eine oder gleich mehrere Methoden wiederer-
kannt haben. Sich klar zu machen, dass Sie bei völlig
normaler geistiger Gesundheit sind, wird Ihnen helfen, sich aus solchen Verbindungen lösen zu können.
Häufig fließen die Taktiken übergangslos ineinander
und sind kaum auseinanderzuhalten.

Das Ziel ist am Ende immer das Gleiche: Durch
Anklagen, verletzende Bemerkungen, Unehrlichkeit,
Ausweichen, Schuldzuweisungen, Vergessen, Vor-
haltungen will er Sie verletzen und demütigen.
Schließlich braucht er nicht auf Ihre Gefühle zu achten, denn Sie sollen allein zurückgelassen werden,
traumatisiert und traurig. Er wartet darauf, dass Sie
voller Panik davor, allein gelassen zu werden, zu ihm
zurückzukommen und um Verzeihung betteln.

Es gibt viele verschiedene Gründe, weshalb

Frauen in narzisstisch geprägten Beziehungen landen. Das kann Ihre persönliche Lebenskrise sein, Ihr mangelndes Selbstbewusstsein oder auch lange Beziehungen, in denen Sie die Gewohnheit langweilte. Ein charmanter, kluger Mann, der Sie mit Komplimenten überhäuft, kann da sehr verlockend wirken.

EINE LIEBEVOLLE BEZIEHUNG ZU EINEM NARZISSTEN – IST DAS MÖGLICH?

Wenn wir einen Narzissten kennenlernen, wenn wir seinem Charme erliegen und seinen vielen Komplimenten Glauben schenken, dann würde unser erster Impuls JA! lauten. Aber nun kennen wir einige Methoden des Narzissten und wissen, dass dieser davon lebt, Ihnen etwas vor zu machen. Wir wissen jetzt, dass er nur schwer in der Lage ist, auf Ihre Gefühle Rücksicht zu nehmen und das Fazit ist: Ein Narzisst ist nicht in der Lage, eine fürsorgliche und liebevolle zwischenmenschliche Bindung einzugehen, um eine gesunde Beziehung aufzubauen! Geprägt wird solch eine Beziehung von der emotio–nalen Abhängigkeit des Partners. Eine liebevolle Beziehung ist nur dann möglich, wenn beide Partner sich auf Augenhöhe und mit gegenseitigem Respekt begegnen. Wer diesen Anspruch aber gar nicht hat, der kann durchaus mit einem Narzissten eine Beziehung führen.

Wenn Sie mit einem solchen Mann liiert sind, können Sie früher oder später mit dessen Affären konfrontiert werden. Sie müssen sich darüber im Klaren sein, dass sein ständiger Hunger nach Bewunderung ihn dazu treibt. Es ist schwer vollstellbar, dass Sie allein ihm all die Anerkennung geben können, die er benötigt. Die mangelnde Empathiefähigkeit lässt ihn kein schlechtes Gewissen empfinden. Auch müssen Sie damit leben, dass er immer wieder versuchen wird, Sie eifersüchtig zu machen. Im Umgang mit solchen Situationen ist Fingerspitzengefühl gefragt. Gehen Sie nicht weiter drauf ein, machen Sie sich aber auch nicht lustig und begegnen Sie ihm mit einer gewissen Ernsthaftigkeit. Denn ein Fehlverhalten Ihrerseits kann das Ergebnis haben, ihm eine „Szene" zu machen.

Wenn Sie unbedingt möchten, dass ein solcher Mann bei Ihnen bleibt und Sie fest entschlossen sind, mit ihm eine Beziehung zu führen, so müssen Sie einfach regelmäßig zeigen, dass Sie große Angst haben ihn zu verlieren. Je demütiger und unterwürfiger sind und je mehr er mit Ihnen machen kann, was er möchte, desto mehr braucht er Sie. Sie werden sich vermutlich an seine Affären gewöhnen müssen, aber gefährlich werden kann sie Ihnen nicht.

Sie sollten nicht versuchen, einen solchen Menschen zu sehr einzuengen. Lassen Sie ihn in Ruhe, wenn er mit seinem Handy beschäftig ist und hören Sie weg, wenn er komische Anrufe erhält. Vielleicht wird er auch unter fadenscheinigen Begründungen die eine oder andere Nacht wegbleiben. Kümmern Sie sich stattdessen um den Haushalt und halten ihm somit „den Rücken frei".

Es wird ihnen oft passieren, dass er schlecht gelaunt heimkommt, weil wieder irgendetwas nicht so lief, wie er sich das auf der Arbeit vorgestellt hat. Zeigen Sie sich geduldig. Teilen Sie ihm mit, wie gut er seine Arbeit macht und dass ihm sowieso niemand das Wasser reichen kann. Das wird Balsam für seine Seele sein.

Gewöhnen Sie sich daran, dass er niemals sehen wird, was Sie alles für ihn tun. Aber er wird wahrnehmen, dass Sie ihn machen lassen was er möchte, dass Sie ihn nicht einengen und vor allem nicht

„rumzicken". Überfordern Sie ihn nicht mit Ihren eigenen Wünschen, sondern zeigen Sie ihm Bewunderung und Anerkennung. Solange er glaubt, dass Sie froh sind, an seiner Seite sein zu dürfen, solange wird er Ihnen nicht von der Seite weichen.

Schlussendlich gilt: Wenn Sie sich mit seinem Verhalten abfinden und ihn so annehmen, wie er ist, wenn Sie verstehen, dass er einfach nicht anders kann, dann werden Sie möglichst wenig unter Ihrer Beziehung leiden! Doch macht Sie das glücklich?

WAS KÖNNEN SIE GEGEN DEN NARZISSMUS IHRES PARTNERS TUN?

Es ist sehr schwer, einen Narzissten davon zu überzeugen, dass sein Verhalten Ihnen nicht guttut. Er wird es schlichtweg einfach nicht verstehen bzw. einsehen. Ein gesundes Reflexionsverhalten würde voraussetzen, dass eine gewisse Fähigkeit zur Empathie vorliegt. Darüber hinaus wird ein solcher Mann seine Fehler nicht zugeben, denn das würde bedeuten, dass sein wahres Ich zum Vorschein kommen würde. Er müsste Ihnen zeigen, wie verletzlich er ist, welche Ängste er hat und welche Unzulänglichkeiten er besitzt. Das kommt für einen Narzissten aber nicht infrage, für ihn ist es am wichtigsten, den äußeren Schein zu wahren. Ihn davon zu überzeugen ist ein schier aussichtsloser Kampf.

An dieser Stelle ist nochmals zu erwähnen, dass ein Narzisst durchaus unter sich selbst leidet. Der ständige Druck, die perfekte Außendarstellung aufrecht zu erhalten, bedeutet viel Stress. Ständig wird er von der Angst getrieben „aufzufliegen". Der stetige Durst nach Anerkennung ist wie ein defekter Akku zu verstehen. Er kann die so dringend benötigte Bewunderung nicht speichern. Somit ist ein solcher Mann getrieben von der ständigen Suche danach. Oftmals verfallen diese Menschen durch mehr oder weniger große Kleinigkeiten in Depressionen. Vielleicht besteht der tiefe Wunsch nach Hilfe, aber der Schritt ist oftmals zu groß. Unter allen diagnostizierten Persönlichkeitsstörungen ist der Narzisst am häufigsten von Selbstmordgedanken getrieben, welche leicht im tatsächlichen Suizid enden können.

Die Trennung – Meine Welt liegt in Scherben

WARUM IST DIE TRENNUNG VON EINEM NARZISSTEN SCHLIMMER ALS JEDE ANDERE ZUVOR?

Eine Trennung und insbesondere die Trennung von einem narzisstisch geprägten Mann kann sehr schwer werden und bedarf einer guten Vorbereitung. Rechnen Sie damit, dass er Ihnen Vorwürfe macht, denn ein Narzisst muss immer recht haben. Abgesehen davon, warum ist genau dieses Beziehungsende schlimmer als jedes andere? Was steckt hinter dieser Dynamik? Eine

Trennung ist in den meisten Fällen niemals schön. Einen guten Abschluss zu finden ist dabei ein natürliches Bedürfnis nach einer erwachsenen Liebesbeziehung. Im besten Fall werden beide Partner einige Gespräche führen und die Angelegenheit sehen, wie sie ist: Die Beziehung hatte Höhen und Tiefen und beide hatten ihre Anteile zum Misslingen.

In einer narzisstischen Beziehung ist der Partner aber unschuldig. Mehr noch, den Grund für die Trennung trägt einzig und allein der Partner. Hinzu kommt, dass sein Ego verletzt wurde, denn Unzulänglichkeiten besitzt er zumindest offiziell keine.

Hierbei macht es aber einen Unterschied, ob er sich von Ihnen trennt oder Sie von ihm. Trennt er sich von Ihnen, so wird die Zurückweisung für Sie hart werden. Es ist kaum zu erwarten, dass er mit Ihnen ein erwachsenes Gespräch führt und dabei Ihre Gefühle berücksichtigt. Der Abschied wird knallhart, kurz und für den Narzissten schmerzlos über die Bühne gehen.

Zumindest wird er Ihnen seine Schmerzlosigkeit zeigen, denn auch an ihm wird das nicht spurlos vorbeigehen. Es ist ihm nur egal, wie Sie sich fühlen. Doch warum beendet er die Beziehung, wenn er doch eigentlich darunter leidet? Vermutlich werden Sie ihm einfach zu nahegekommen sein. Narzissten sind zu wirklich bindenden Beziehung nicht fähig. Sie fühlen sich schnell eingeengt und von Ihnen kontrolliert. Ein weiterer Grund kann sein, dann Sie ihm zu kompliziert sind. Er möchte Sie schnell unterwerfen und gefügig machen. Gelingt ihm das nur schwer, so wird er bald Abstand von Ihnen nehmen.

Für Sie als abhängiger Co-Narzisst wird eine Welt zusammenbrechen. Von heute auf morgen sehen Sie Ihren größten Ängsten ins Auge. Sie sind allein und fühlen sich in dem Gedanken bestätigt, dass niemand Sie lieb hat. Auch wenn dieser schmerzhafte Zustand für Sie zunächst aussieht wie ein Weltuntergang, so ist es doch das Beste, was Ihnen in so einer Beziehung passieren kann. Er wird Sie nämlich in Ruhe lassen. Wahrscheinlich hat er bereits eine neue Frau gefunden, die für ihn leichter zu kontrollieren ist und seinem Ego besser schmeichelt.

Dieser Schmerzustand ist schlimmer als jeder andere zuvor, weil Sie sich schlicht weg in allem schlechten, was Sie über sich selbst denken, bestätigt fühlen. Nehmen Sie sich die Zeit, trauern Sie und spüren den Schmerz, aber lassen Sie ihn dann auch wieder los. Machen Sie sich bewusst, dass Sie diesem Menschen einfach zu nahegekommen sind. Letztendlich hatte er Angst, von Ihnen enttarnt zu werden und spiegelt einfach sein eigenes Problem auf Sie. Reden Sie mit Freunden über Ihre Gefühle, fordern Sie von Ihren Liebsten ein Feedback ein, ob er mit seinen Vorwürfen recht hatte und machen Sie sich Folgendes bewusst: Wenn Sie ein ehrliches Feedback der Menschen erhalten, denen Sie vertrauen, dann sind da sehr wohl Menschen, die Sie lieb haben. Scheuen Sie sich nicht davor, das Sorgentelefon anzurufen (ja, das gibt es noch) und/oder kontaktieren Sie einen Therapeuten. Ihre Krankenkasse kann Ihnen dabei helfen, eine Liste zu erhalten. Auch dieser Schmerz wird vorbeigehen. Machen Sie sich bewusst, dass Sie am Ende gestärkt aus dieser Beziehung gehen werden.

Doch was ist, wenn Sie selbst beschließen sollten, diese Beziehung zu beenden? An dieser Stelle kann ich Ihnen zunächst zu Ihrer Willenskraft gratulieren. Die wenigsten Frauen schaffen es, sich selbstständig aus einer solchen Lage zu befreien. Oft gehen diese Beziehungen über viele Jahre. Die Frauen leiden still vor sich hin, suchen ausschließlich die

Schuld bei sich und fühlen sich in ihrem mangelnden Selbstwertgefühl bestätigt. Wenn Sie sich endlich zu diesem Schritt entschlossen haben, gilt es einiges zu beachten.

Mit einem Narzissten brauchen Sie keine empathischen Gespräche zu führen, er wird seine Fehler nicht eingestehen. Vielmehr wird er Ihnen den Ball zurückspielen. Teilen Sie ihm kurz und knapp mit, dass Sie die Beziehung nicht mehr wünschen, vermeiden Sie Begründungen und somit schmerzhafte Diskussionen, in denen er Ihnen Vorwürfe macht. Bereiten Sie sich darauf vor, dass er beleidigend werden kann, denn je besser er Sie kennt, desto besser kann er Sie dort treffen, wo es wehtut. Und seien Sie versichert: Er wird Sie treffen, mit allem was er hat. Überlegen Sie sich, wo das Gespräch stattfinden soll. Ich würde davon abraten, es in seiner Wohnung zu machen. Ein Café kann dabei helfen, ihn „im Zaum zu halten" und die notwendige Distanz zu schaffen.

In den seltensten Fällen wird er diese „Demütigung" auf sich sitzen lassen. Hier kommt der Begriff **„Hoovering"** ins Spiel. Dieser bezeichnet eine Methode, die er anwenden wird, um Sie immer und immer wieder „einzulullen". Der Begriff kommt von der englischen Staubsaugermarke Hoover und meint im übertragenden Sinn, dass der Ex-Partner wieder „aufgesaugt" werden soll. Dabei gibt es unterschiedliche Formen der Vorgehensweise:

- Er schreibt ständig Nachrichten und/ oder postet die sozialen Netzwerke voll.
- Es könnte zu überraschenden Besuchen seinerseits kommen.
- Sie werden immer wieder an die schönen Momente oder gemeinsame Erlebnisse erinnert.
- Er wird plötzlich all seine Verfehlungen einsehen und Besserung geloben.
- Er verhält sich, als wäre nie etwas geschehen. Das kann so weit gehen, dass er ganz normal bei Ihnen ein- und ausgeht und vielleicht sogar weiterhin neben Ihnen schläft.
- Er findet immer wieder Anlässe, um mit Ihnen in Kontakt zu treten.
- Er verlangt seine Geschenke zurück.
- Er gibt Ihre privaten Sachen, die sich noch in seinem Besitz befinden, nicht heraus.

- Er spricht davon, sich aktiv ändern zu wollen, beispielsweise in Form einer Therapie.

- Er appelliert an Ihre Vernunft, da sie ja schließlich beider unter der Situation leiden.

- Gemeinsame Freunde werden eingespannt, die sich für ihn einsetzen.

- Er kann ohne Sie nicht mehr leben oder schiebt sogar schwere Krankheiten vor und versucht dadurch, Ihr Mitleid zu wecken. Dies kann sogar bis zur Selbstmordandrohung gehen.

Wenn Sie auf diese Methoden nicht eingehen, kann er seinem Frust durch Beschimpfungen, Wutanfälle oder gar ganze Eifersuchtsszenen Luft machen. Im allerschlimmsten Fall ist der Übergang zum Stalking nicht ausgeschlossen.

Machen Sie sich bewusst, dass diese Verhaltensweisen aus seiner Kränkungswut heraus entstehen. Für ihn steht nicht im Vordergrund, Sie zurückzugewinnen, weil er wirklich ohne Sie nicht mehr leben kann und will, sondern vielmehr der Drang, Sie seinem Willen zu unterwerfen und die Kontrolle zu behalten. Mehr noch – er möchte Sie aktiv am Aufbau eines glücklichen und selbstbestimmten Lebens hindern. Er will Ihnen schlichtweg einfach schaden. Die Problematik ist, dass diese Strategie häufig nicht durchschaut wird bzw. von seinem Opfer missverstanden wird. Sobald Sie sich von seinen Annäherungsversuchungen, Beteuerungen und romantischen Versprechungen „einlullen" lassen, schmeichelt das seinem Ego. Er steht nämlich kurz davor, Sie wieder zu kontrollieren. Sobald ihm dies gelingt, wird er ziemlich schnell seine Schuldanteile einschränken: „Ich habe das nur gemacht, weil du ..." oder „Vielleicht habe ich einen Fehler gemacht, aber...". Niemals wird er die Schuld für ein offensichtliches Fehlverhalten mit allen Konsequenzen, ohne Wenn und Aber auf sich nehmen.

Hier kann nur noch ein totaler Kontaktabbruch helfen! Und genau das macht die Trennung unter anderem auch so schwer für einen abhängigen Co-Narzissten. Für Sie als empathischen Menschen ist es schwer mit anzusehen und auszuhalten, dass er leidet. Auch die Provokationen sind nur mühsam auszuhalten, weil sie weder richtig noch fair sind und Sie das Bedürfnis haben, sich dagegen zu wehren. Trösten Sie sich: Tief im Inneren weiß er auch, dass seine Vorwürfe Quatsch sind. Sollten Sie immer wieder darauf eingehen, werden Sie früher oder später einknicken oder Sie erleben eine „neverending story". Ihre Gefühle sind normal, schließlich benötigt jede Trennung Zeit und die von einem Narzissten besonders viel. Machen Sie sich bewusst, dass Ihre Sehnsucht vielmehr mit Entzugserscheinungen zu vergleichen sind. Und diese werden mit der Zeit vergehen.

SIE SIND NICHT SCHULD!

Das wichtigste zuerst: Machen Sie sich keine Vorwürfe, denn Sie sind nicht schuld! Narzissten sind sehr geschickt und arbeiten äußerst berechnend und gezielt. Jedem von uns kann es passieren! Durch die im Vorfeld beschriebenen Methoden eines Narzissten dürfte Ihnen klar geworden sein, dass solche Menschen hoch manipulativ arbeiten. Eine kleine Lebenskrise genügt und für einen Narzissten ist es ein leichtes, bei Ihnen auf fruchtbaren Boden zu stoßen. Systematisch werden Sie in die Abhängigkeit getrieben und Ihre Ängste gegen Sie verwendet.

Wenn Sie es geschafft haben, sich aus einer solchen Beziehung zu befreien, sollten Sie sich aber sehr wohl fragen, was eigentlich passiert ist. Warum ist es einem anderen Menschen gelungen, in solch einem Ausmaß die Kontrolle über Ihr Leben zu erhalten? Wie war es möglich, dass Sie alle Warnsignale ignoriert bzw. ausgeblendet haben? Es ist wichtig, sich mit diesen Fragen intensiv auseinanderzusetzen, um nicht zum „Wiederholungsopfer" zu werden.

Ich möchte Ihnen nachfolgend einige Gründe vorstellen, wie es dazu kommen konnte, dass Sie auf so eine Beziehung hereingefallen sind:

Stärke! Narzisstisch geprägte Männer sind selbstbewusst, charmant, wirken stark und sehr gepflegt. Männer mit solch einem „Standing" sprechen am Ehesten Frauen an, denn sie wissen um Ihre Wirkung. Für sie ist es keine große Überwindung. Für die übrige Männerwelt leider schon, daher ist die Chance nicht unerheblich, dass, wenn Sie ein Mann anspricht, dieser vielleicht nicht direkt ein Narzisst ist, aber es spricht schon für sein starkes Selbstbewusstsein. Natürlich sind wir Frauen geschmeichelt, wenn ein charmanter, starker Mann auf uns aufmerksam wird. Dennoch – behalten Sie einen kühlen Kopf.

Spontanität! Lädt er Sie in Ihr Lieblingsrestaurant ein und am Ende landen Sie in seinem? Oder möchte er gern mit Ihnen einen Kaffee trinken und Sie landen gemeinsam in einem Sex-Shop? Ja, Sie haben richtig gelesen. Dies ist wohl ein eher extremeres Beispiel, ist mir aber tatsächlich bereits passiert, wenn ich an dieser Stelle auch ausnahmsweise ein persönliches Erlebnis erwähnen darf. Was an Dreistigkeit kaum zu überbieten ist, ist für einen Narzissten ein Ausdruck von Entspanntheit und Spontanität. Sollten Sie ihn zur Rede stellen, werden Sie vermutlich zu hören bekommen, dass mit Ihnen etwas nicht stimmt. Schnell bekommen Sie ein erstes schlechtes Gewissen, schließlich möchten Sie ja auch spontan und lässig sein.

In Wahrheit aber werden Sie von ihm immer wieder an der Nase herumgeführt werden, Ihre persönlichen Wünsche missachtend und nur seine Interessen verfolgend. Denn spontan ist er mit Sicherheit nicht. Wer spontan ist, könnte Fehler machen. Tatsächlich sind seine Restaurants und der Sexshop schon immer seine Ziele gewesen. Haben Sie Vertrauen in sich! Mit Ihnen stimmt alles und wie lässig oder spontan Sie sind, entscheiden Sie schließlich immer noch selbst. Wenn Sie gerne Chinesisch essen, dann bestehen Sie auch drauf und lassen Sie sich

nicht kommentarlos und unter falschen Versprechungen zum Italiener führen.

Komplimente! Seinen wir mal ehrlich – diese
hört jeder von uns gern. Er muss aber auch nicht
übertreiben. Es ist verständlich, dass Sie gerne anerkannt und geliebt werden möchten. Aber machen Sie
sich bewusst, wenn Sie sich selbst nicht lieben, dann
kann es auch niemand anderes für Sie tun.

Achterbahn! Die Beziehung zu einem Narzissten macht Sie süchtig. Die Mischung aus verschiede-
nen Methoden, um Sie eifersüchtig zu machen oder
Sie mal nah, mal fernzuhalten, sind hoch emotional.
Alles geschieht so schnell, dass Sie kaum damit hin-
terherkommen, sich selbst und Ihre Gedanken zu
ordnen.

All Ihre Gedanken drehen sich um die Frage:
„Liebt er mich noch?" Da Sie voll und ganz damit beschäftigt sind, sich für ihn bereit zu halten, falls er
sich mal wieder meldet oder sich um ihn zu kümmern, werden Freundschaften in den Hintergrund
gerückt. Die Hobbys, die Ihnen mal so wichtig waren,
sind es plötzlich nicht mehr. Natürlich ist ein solches
Verhalten auch zu Beginn einer gesunden Beziehung
zu beobachten und durchaus normal. Der Unter-

schied in diesem Zusammenhang ist aber, dass Sie sich in der Beziehung mit einem Narzissten nicht sicher, geborgen und angenommen fühlen, sondern vielmehr gestresst und gehetzt. Freunde und Hobbys sind wichtig für Sie. Gerade wenn eine schwere Beziehung mal in die Brüche geht, so sind es doch Ihre Freunde, die Sie dann auffangen und Ihre Hobbys sind es, die Ihnen guttun und ein positives Selbstwertgefühl geben. Vernachlässigen Sie dies niemals.

Letztendlich ist es (wie bereits schon erwähnt) sehr schwer zu erkennen, ob Sie einen narzisstischen Mann daten. Natürlich ist nicht jeder Mann, der Sie anspricht, ein Narzisst. Vielleicht hat es ihm auch extrem viel Überwindung gekostet, Sie anzusprechen, weil Sie ihm wirklich sehr gut gefallen. Aber bleiben Sie wachsam. In unserer heutigen schnelllebigen Zeit sind wir versucht, uns leichtfertig in Beziehungen zu stürzen.

Je älter wir werden, desto höher ist das Bedürfnis, endlich bei dem Einem anzukommen. Schnell entsteht bei uns der Eindruck, dass alle um uns herum bereits angekommen sind und man selbst fragt sich dann, was mit einem persönlich nicht stimmt. Es könnte natürlich sein, dass Ihre Ansprüche zu hoch sind. Diese Aussage hat bestimmt schon jeder Single mal von einer vergebenen Freundin gehört. Aber stimmt das? Ansprüche ändern sich, mal nehmen sie ab, mal nehmen sie zu und wenn der Richtige vor Ihnen steht, sind sie sowieso egal.

Ein gesunder Selbstwert ist Gift für jeden Narzissten

WAS STIMMT DENN NICHT MIT MIR UND ANDEREN?

Sich seiner Selbst bewusst zu sein, ein Vertrauen in die eigenen Fähigkeiten haben und aufgrund dessen optimistisch in die eigene Zukunft zu blicken, beschreibt ein gesundes Maß an Selbstbewusstsein. Dieses „Überzeugt sein" von sich selbst und das Vertrauen in die eigene Person drückt sich letztendlich auch in Ihrem Auftreten aus und ist ein Schlüssel zum Erfolg, sowohl in beruflicher als auch in privater Hinsicht.

Um ein gesundes Selbstbewusstsein entwickeln zu können, ist ein gewisses Maß an beruflicher, sozialer und persönlicher Wertschätzung von Nöten. Dabei zieht jeder Mensch aus einigen Bereichen mehr und aus anderen weniger Wert. Männer unterscheiden sich dabei maßgeblich von Frauen. Während statistisch gesehen für Frauen die soziale Anerkennung, gutes Aussehen und Unabhängigkeit durch ein eigenes Einkommen am wichtigsten ist, stehen bei Männern Finanzen und Erfolg im Beruf an erster Stelle.

Der Grundstein für eine gesunde Entwicklung wird dabei bereits in unserer Kindheit gelegt. Doch viele Menschen bekommen schon in diesen frühen Lebensjahren einige Minderwertigkeitskomplexe mit auf den Weg gegeben. Dabei können Erziehungsdefizite sowohl in die eine als auch in die andere Richtung mitgegeben werden. Eltern, die überdurchschnittlich viel Wert auf die Schulnoten ihrer Kinder legen, können diesen schnell das Gefühl geben, niemals genug Leistung zu erbringen und nicht gut genug zu sein, weder für sich selbst noch für andere. Diese Menschen werden im Erwachsenenalter höchstwahrscheinlich Probleme bekommen, ein gesundes Maß an Vertrauen in die eigenen Fähigkeiten zu entwickeln. Andersherum wird heutzutage vielen Kindern von den Eltern vermittelt, sich nichts gefallen zu lassen, weil sie immer recht haben.

Bereits im frühen Alter fangen Kinder in der Schule an, mit Lehrern zu diskutieren. Im Verein auf der Ersatzbank zu landen, weil sie des Öfteren nicht beim Training waren oder nicht die gewünschte Leistung zu erbringen, kommt für die Erziehungsberechtigten nicht infrage. Die Kinder dieser Eltern sind immer richtig. Probleme werden sie spätestens im Erwachsenenalter bekommen, wenn sie als Resultat der elterlichen Erziehung beispielsweise kein Verständnis für die Kritik ihres Vorgesetzten aufbringen können.

Ein „ungesundes" Selbstbewusstsein kann somit in beide Richtungen ausschweifen. Zwischen einem „echten" und einem „unechten" Selbstbewusstsein zu unterscheiden ist nicht immer einfach. Generell kann aber gesagt werden, dass Menschen mit einem ungesunden Selbstwert eher auffälliger sind, während Menschen mit einem echten bzw. gesunden Selbstwert unauffälliger und bescheidener sind. Um dies im wahren Leben auseinanderhalten zu können, benötigen Sie etwas Übung und psychologisches Hintergrundwissen. Es ist aber wichtig, sich neben dem Aufbau Ihres eigenen Selbstbewusstseins auch damit zu beschäftigen, ob das Verhalten Ihrer Mitmenschen „echt" ist und diese Menschen Ihr Vertrauen verdienen.

Daher möchte ich Ihnen einige Handlungsweisen vorstellen, die ein Mensch mit einem gesunden Selbstbewusstsein einfach nicht macht. Denn hinter solchen Verhaltensweisen stehen oft genau die Narzissten, die Ihnen bereits schon oft das Leben schwer gemacht haben – nicht nur privat, sondern auch beruflich.

Aufmerksamkeit ist das Wichtigste für diese Menschen. Sie suchen sowohl im privaten als auch im beruflichen Bereich ständig Lob und Anerkennung.

Neid und Missgunst sind die vorherrschenden Gefühle. Wenn Ihnen etwas Gutes passiert, können sich diese Menschen schnell von Ihnen bedroht fühlen. Es ist schwer zu erkennen, ob sich jemand ehrlich für Sie freut oder nicht. Je nachdem, welches Gefahrenpotenzial Sie mitbringen, kann eine verdeckte Missgunst auch in eine offene wechseln. Konfrontationen oder Lästereien können Ihnen dann das Leben schwer machen.

Ich habe recht. Bestimmt waren Sie schon auf Fortbildungen oder Feiern unterwegs und Sie dachten sich: „Einer ist immer dabei, der alles besser weiß". Das sind die Menschen, die gern eine Sache ausdiskutieren, bis auch der Letzte seinen Standpunkt verstanden hat und von dessen Meinung überzeugt ist.

Ich, Ich, Ich. Ein Gespräch kann nur dann funktionieren, wenn ein Dialog zwischen mindestens zwei Menschen erfolgt. Menschen mit einem falschen Selbstwert hören aber am liebsten sich selbst reden: ihre Probleme, ihre Erfolge und das Fehlverhalten anderer Menschen. Anderen Personen hören sie nicht zu, es interessiert sie auch nicht, ob diese vielleicht auch Probleme haben.

Später. Auch Menschen, die sehr kreativ darin sind, jegliche Entscheidungen aufzuschieben und die sich einfach nicht festlegen wollen, zeugen von einem eher schlechten Selbstbewusstsein.

Bewunderung für die Leistungen anderer werden häufig mit „Ich könnte das nie." kommentiert.

Fokussierung auf eigene Schwächen. Nein, das ist keine Bescheidenheit, sondern zeugt davon, dass dieser Mensch an sich arbeiten sollte. Sie tragen ein negatives Selbstbild durch die Welt und haben das Gefühl, nur aus Unzulänglichkeiten zu bestehen. Dies bleibt auch von anderen nicht unbemerkt. Die Folge ist, dass auch die Außenwelt Betroffenen nur wenig zutraut. Beruflicher Erfolg? Fehlanzeige! Diese Menschen zeigen wenig Eigeninitiative und sitzen auch nach Jahren noch in der gleichen Ecke und verrichten die gleiche Arbeit.

Komplimente? Damit können sie gar nicht umgehen. Statt sich zu freuen und zu bedanken, lehnen diese Menschen Komplimente häufig ab oder fühlen sich direkt in der Position, Gegenargumente anbringen zu müssen. Doch sie haben nicht nur Probleme, Komplimente anzunehmen, sondern stellen auch automatisch deren Aufrichtigkeit infrage. Häufig kommen sich solche Personen dann „veralbert" vor.

Konfrontationen? Ein Fremdwort für Menschen mit einem mangelnden Selbstbewusstsein. Sie können nämlich nicht abschätzen, wann eine

Diskussion angebracht ist und wann sie im Recht sind. Zusätzlich sind sie stark harmoniebedürftig und gehen direkt davon aus, dass ihr Diskussionsgegner sowieso überlegen und im Recht ist.

Schlussendlich ist es nicht nur wichtig, sich darüber Gedanken zu machen, wie die Verhaltensweisen anderer Menschen zu deuten sind, sondern sich auch darüber Gedanken zu machen, woran Sie arbeiten müssen. Menschen mit einem falschen Selbstwert bzw. daraus resultierende Narzissten haben nämlich ein besonders gutes Näschen für Menschen, mit denen sie umgehen können, wie sie wollen. Mehr noch: Narzisstisch veranlagte Menschen werden sogar noch Ihre Nähe suchen. Somit wird es automatisch passieren, dass Sie immer und immer wieder auf solche Personen treffen, auch wenn Sie gar nicht aktiv nach einem Partner suchen oder auf der Arbeit versuchen, möglichst unauffällig zu sein.

Daher gilt: Ein gesunder Selbstwert ist Gift für jeden Narzissten!

SIE SIND TOLL! – SELBSTBEWUSSTSEIN STÄRKEN

Wenn Sie sich diesen Satz verinnerlichen, dann ist der wichtigste Schritt getan!

Ich möchte Ihnen gerne im Folgenden einige Übungen vorstellen, die Ihnen dabei helfen können, Ihr Selbstbewusstsein zu stärken.

Übung 1: Stellen Sie sich vor den Spiegel, ganz locker und so, wie Sie dies auch im Alltag tun. Oftmals erwischen wir uns dabei, eine eher schlaffe, zusammengezogene Körperhaltung zu benutzen. Dieser Umstand ist häufig auch fehlender körperlicher Aktivität geschuldet.

Versuchen Sie, Ihre Schultern nach hinten zu ziehen und die Brust etwas nach vorne zu drücken. Für viele ist es eine eher ungewohnte Haltung. Dennoch – probieren Sie es zum Beispiel an Ihrem Arbeitsplatz aus. Sie werden schnell merken, dass Ihnen diese Haltung mehr Selbstvertrauen gibt.

Übung 2: Bestimmt haben Sie einen Spiegel im Bad und außerdem einen Lippenstift. Malen Sie sich auf den Spiegel ein positives Mantra, beispielsweise die

Worte „Ich bin schön". Jedes Mal, wenn Sie Ihr Bad betreten, werden Sie es lesen und es sich unterbewusst einprägen.

Übung 3: Geraten Sie in eine Angstsituation, so kann es Ihnen helfen, sich kurz und bewusst Zeit zu nehmen. Schließen Sie die Augen, atmen Sie bei eins ein und bei zwei wieder aus. Konzentrieren Sie sich dabei auf Ihre Atmung und zählen auf die Weise bis dreißig.

Es ist wichtig, dass Sie versuchen, regelmäßig und häufig Ihre Komfortzone zu verlassen und Dinge zu machen, die Ihnen schwerfallen. Versuchen Sie beispielsweise, in der Univorlesung ganz vorne Platz zu nehmen oder während einer Besprechung in der Firma nah am Chef zu sitzen. Gewöhnen Sie sich dieses Verhalten an und steigern Sie es. Lächeln Sie doch einfach mal einen Kollegen im Vorbeigehen an. Ich bin mir sicher: Er oder sie wird zurücklächeln.

Erfolge können Sie sich auch selbstständig erschaffen. Überlegen Sie, ob Sie einem Verein beitreten oder ein Ehrenamt übernehmen. Etwas für andere Menschen zu tun, lässt Sie ein gutes Gefühl entwickeln. Da wir oftmals im Beruf oder häufig auch privat nicht die für uns so wichtige Anerkennung erhalten, ist es wichtig, diese an anderer Stelle zu suchen. Jeder Mensch kann etwas gut, auch Sie. Überlegen Sie, was das sein kann und dann los. Oftmals finden Sie auch auf Internetseiten Ihrer Stadt Listen über Sportvereine oder ehrenamtliche Tätigkeiten.

Übung 4: Bringen Sie Ihren inneren Kritiker zum Schweigen. Dazu können Sie sich ein Armband besorgen, dessen Ober- und Unterseite sich unterscheiden. Dabei steht eine Seite für Lob und die andere für Kritik. Jedes Mal, wenn Sie sich dabei erwischen, sich selbst gegenüber kritisch zu sein, drehen Sie das Band um. Setzen Sie sich zunächst kleine Ziele, z.B. eine Stunde, dann ein Tag, eine Woche und so weiter.

Übung 5: Vielleicht ist die Zeit für eine ausgedehnte Shoppingtour gekommen, aber Sie haben keine Ahnung, was Ihnen steht. Neben professioneller Typberatung können Sie ja auch einfach mal jemanden fragen, der in Ihren Augen einen tollen Stil hat. Das muss nicht zwingend jemand aus Ihrem Freundeskreis sein. Sprechen Sie doch einfach mal Ihre nette

Kollegin an. Bestimmt wird sie Ihnen helfen. Denn wenn Sie sich in Ihren Klamotten wohlfühlen, dann strahlen Sie das auch aus.

Übung 6: Runter von der Couch und raus aus dem Haus. Gehen Sie spazieren, schwimmen oder üben Sie einen anderweitigen Sport aus. Auch in dieser Hinsicht kann wieder ein Verein helfen. Bewegung ist wichtig. Gerade bei Bürojobs ist dieser unumgänglich, um ein gesundes Körpergefühl zu erhalten.

Übung 7: Fokussieren Sie sich auf Probleme, denn die Gefahr ist groß, sich in Ihnen zu verlieren. Suchen Sie stattdessen Möglichkeiten, um Probleme zu lösen.

Übung 8: Setzen Sie sich kleine Ziele. Wichtig ist, dass diese auch wirklich klein bleiben. Es ist besser, sich mehrere kleine Ziele zu stecken, als an großen zu scheitern.

Ein Ziel könnte beispielsweise sein, am morgigen Tag Sport zu treiben, sich selber Blumen zu kaufen, ein Bad zu nehmen oder einen Schrank zu entrümpeln. Schreiben Sie sich ruhig am Abend alle

Ziele für den morgigen Tag auf und haken Sie diese dann auch ab. Es wird Ihnen guttun, sich selbst vor Augen zu halten, wie viel Sie eigentlich tatsächlich schaffen.

Im Internet werden Sie haufenweise Übungen finden, um Ihren Selbstwert zu steigern. Und machen Sie sich neben all den Übungen stets bewusst, dass Sie ok sind und Ihre Gefühle und Empfindungen nicht abwegig. Wenn Sie anfangen, sich zu öffnen und vielleicht mit Ihnen nahestehenden Menschen sprechen, werden Sie feststellen, dass Ihre Emotionen nicht außergewöhnlich sind und Sie sich für nichts schämen müssen. Im Gegenteil – die meisten Menschen haben mit den gleichen Problemen zu kämpfen wie Sie.

KRISEN BEWÄLTIGEN – GLÜCK BEWAHREN

Um zu einem gesunden Selbstbewusstsein zu gelangen, ist es wichtig, Ihre innere Stärke zu aktivieren. Diese bezeichnet unsere psychische Widerstandskraft, um schwierigen Lebenssituationen zu begegnen und ein jeder Mensch besitzt diese schon seit der Geburt. Diese Widerstandskraft, die fachsprachlich auch als Resilienz bezeichnet wird, kann durch verschiedene Einflüsse zeitweise eingeschränkt verfügbar sein. Plötzlich auftretende Krisen oder außergewöhnliche Belastungssituationen können dafür verantwortlich sein.

In unserem Beispiel kann das eine narzisstisch geprägte Beziehung zu einem Menschen sein, der Ihnen einredet, nicht richtig zu sein oder die Trennung von Ihrem Partner. Damit Sie zukünftig für solche Partnerschaften nicht mehr anfällig sind, ist es neben einem gesunden Selbstbewusstsein auch wichtig, Ihr inneres Gleichgewicht zu bewahren. Gerade für Menschen, die leicht in abhängige Beziehungsstrukturen geraten oder für depressive Episoden anfällig sind, ist es unerlässlich, sich mit dieser Thematik zu beschäftigen.

Ich möchte Ihnen in diesem Zusammenhang das Modell des deutschen Psychologen Hilarion Petzold näher erläutern. Demnach besteht unser inneres Gleichgewicht aus fünf Säulen. Um herauszufinden, was genau Ihre innere Balance stört, kann es Ihnen helfen, diese Säulen näher zu betrachten:

- Körper und Gesundheit (Psychische und Körper)
- Soziale Beziehungen (Familie, Freunde, Nachbarn, Kollegen)
- Arbeit und Leistungsfähigkeit (Anerkennung, Erfolgserlebnisse)
- Materielle Sicherheit (finanzielle Absicherung, Lebensstandard)
- Werte und Ideale (Erlaubtes, Verbotenes, Rituale, Moral)

Jede einzelne Säule kann auf ganz unterschiedliche Art und Weise gestört werden. So kann die Säule „Körper und Gesundheit" durch Ihre eigene Unzufriedenheit in Bezug auf Ihre körperliche Fitness oder Krankheit beeinträchtigt werden.

Soziale Beziehungen können durch Trennung, Scheidung oder auch einen Umzug in eine andere Stadt beeinflusst werden. Dabei ist zu beachten, dass die einzelnen Säulen zwar grundsätzlich im Gleichgewicht sein sollten, aber dass es ganz normal ist, auf die eine mehr Wert als auf die andere zu legen. So kann es Ihnen vielleicht sehr wichtig sein, Erfolg im Beruf zu haben, aber weniger wichtig, einen gewissen Lebensstandard nicht mehr halten zu können.

Wichtig ist, dass die übrigen Säulen ein stabiles Fundament und Halt bieten, wenn eine zu bröckeln beginnt.

Wenn Sie spüren, dass in Ihnen etwas aus dem Lot geraten ist, so können Ihnen drei Schritte dabei helfen, Ihr inneres Gleichgewicht zurückzuerlangen und zu Ihrer inneren Stärke zurückzufinden. Im ersten Schritt geht es um die Erkenntnis. Hierzu ist es sinnvoll, die eingangs beschriebenen fünf Säulen zu betrachten und sich die Frage zu stellen, welche Situation Sie gerade so stark belastet und warum.

In einem zweiten Schritt, der Informationsphase, beschäftigen Sie sich mit dem Thema, wer oder was Ihnen helfen kann. Einige von Ihnen haben vielleicht bereits therapeutische Hilfe in Anspruch genommen, eventuell kann Ihnen aber auch eine Beratungsstelle dabei helfen, passende Strategien zu finden, um mit der schwierigen Situation umzugehen. Auch eigene Ideen können hier hilfreich sein, beispielsweise sich über neue Jobangebote zu informieren, wenn der Beruf zu belastend ist oder die Überlegung, in einen Verein einzutreten, wenn nach einem Umzug die sozialen freundschaftlichen Kontakte fehlen. Wichtig ist in jedem Fall nur, dass Sie sich ehrlich bewusst machen, was gerade bei Ihnen nicht rund läuft, um dann in einem dritten Schritt die Kurve zur Aktion zu finden. Sie sind unzufrieden mit Ihrem Beruf? Dann kommt nach der Information die Bewerbung. Oftmals ist es auch ganz gut, seinen „Marktwert" zu testen und dadurch neue Motivation zu bekommen. Hat der Stress zu gesundheitlichen Belastungen wie Bluthochdruck geführt? Dann helfen Bewegung oder Entspannungstechniken.

Achtsamkeit lautet hier das Stichwort, und zwar gegenüber all Ihren Lebensbereichen. Um Ihre innere Balance und Stärke zu behalten, ist es bereits im Vorfeld wichtig, präventiv mit Ihrem eigenen Leben umzugehen und nicht erst dann aktiv zu werden, wenn Sie bereits bemerken, dass irgendetwas nicht stimmt.

Ich möchte Ihnen einige Tipps mit an die Hand geben, die Ihnen dabei helfen werden.

1. Setzen Sie sich mit Ihrem **Körper** auseinander. Hören Sie in sich hinein und bekommen Sie ein Gefühl dafür, wie Sie auf Belastungen reagieren. Wie äußern diese sich? Körperlich? Psychisch? Es gibt dabei verschiedene Ebenen der Anspannung. Jede

Ebene hat auch einen Zugang, um Stress abzubauen. So kann beispielsweise eine leichte innerliche Anspannung nach einen stressigen Tag durch Aroma wie Duftkerzen oder Öl abgebaut werden.

Stärkere Anspannungen haben oftmals einen körperlichen Zugang. Dann kann es hilfreich sein, Sport zu treiben oder einfach die Treppe mehrmals hoch und runter zu laufen. Welchen Zugang Sie für den jeweiligen Grad der Anspannung haben, lässt sich durch Testen herausfinden. Je mehr Sie sich mit Ihrem Körper beschäftigen, desto schneller sind Sie in der Lage zu analysieren, wo gerade Defizite in Ihrem Wohlbefinden entstanden sind und können diese auch erfolgreich wieder bereinigen.

2. Ein stabiles **soziales Umfeld** ist unerlässlich für Ihre innere Stärke. Wie bereits schon beschrieben ist es wichtig, niemals Ihren Freundeskreis oder familiäre Verbindungen zu vernachlässigen. Denn sie sind diejenigen, denen Sie sich anvertrauen können, wenn Ihr inneres Chaos droht, die Oberhand zu gewinnen.

3. Machen Sie sich Ihre **Stärken** genauso wie Ihre Schwächen bewusst und nehmen Sie beides an.

4. Planen Sie regelmäßig **Ich-Zeiten** ein, in denen Sie im Vordergrund stehen. Dabei muss es nicht immer das ausgedehnte Wellnesswochenende sein. Es reicht schon, wenn Sie sich mit einem Buch in Ihrem Lieblingssessel einkuscheln oder sich ein Bad einlassen. Auch Kleinigkeiten zählen und bewirken, dass Sie sich selbst wichtig nehmen.

5. Ein **Nein** ist vollkommen in Ordnung. Lernen Sie, auf sich selbst und Ihrem Bauch zu hören und stehen Sie zu Ihren Bedürfnissen.

6. Eine **positive Lebenseinstellung** ist das A und O. Dies klingt allerdings leichter, als es tatsächlich ist. Trotzdem – versuchen Sie nicht, in allem das Negative zu sehen und/ oder versuchen Sie, in vermeintlich negativen Dingen etwas Positives zu sehen. Schließlich folgt nach Regen ja bekanntlich immer wieder die Sonne.

7. Achten Sie bewusst auf die **guten Dinge**, die Ihnen im Leben passieren, denn für diese sind wir häufig blind. Dabei gilt: Auch kleine gute Dinge sind gut. Ein kleiner Trick kann Ihnen dabei helfen. Legen Sie sich drei Murmeln oder Münzen in Ihre Hosentasche. Achten Sie bewusst auf die kleinen und großen Erfolge in Ihrem Leben. Jedes Mal, wenn Ihnen etwas auffällt, wechseln eine Murmel oder Münze von der rechten in die linke Hosentasche. Befindet sich alles links, dann fangen Sie wieder von vorne an. Sie werden erstaunt sein, wie oft dieses Wechselspielchen stattfinden kann.

8. Neben einer positiven Grundeinstellung ist auch eine gute **Ernährung** unerlässlich. Trinken Sie viel Wasser und wenig Alkohol, essen Sie außerdem frisch und ausgewogen. Denn nicht umsonst sagt man, dass in einem gesunden Körper auch ein gesunder Geist lebt.

9. **Schlafen** ist wichtig, um mit frischer Energie in einen neuen Tag starten zu können. Achten Sie dabei auf ausreichend frische Luft und gute Temperaturen in Ihrem Schlafzimmer.

10. Bei allen guten Tipps und ausreichend Vorbereitung kann es dennoch vorkommen, dass Ihnen eine Belastung einfach über den Kopf wächst. Wichtig ist, diesen Punkt zu erkennen, frühzeitig um **Hilfe** zu bitten und diese auch anzunehmen, wenn Sie Ihnen angeboten wird.

Häufig haben Menschen mit einem eher negativen Selbstbild und geringen Selbstbewusstsein kein Gefühl dafür, wichtig zu sein. Aber lassen Sie mich zum Schluss sagen: Wenn Sie sich nicht trauen, sich selbst, Ihre Bedürfnisse und Belastungen ernst zu nehmen, und dies nicht lernen, wird es auch kein anderer tun!

Herstellung und Verlag:
BoD – Books on Demand, Norderstedt
ISBN: 9783753421643

© Annika Pütz 2020
1. Auflage
Kontakt: Psiana eCom UG/ Berumer Str. 44/ 26844 Jemgum
Covergestaltung: Fenna Larsson
Coverfoto: depositphotos.com

NARZISSMUS
IN BEZIEHUNGEN

„Ich fühle mich krank, müde und alt. Ich habe für nichts mehr Energie. Ich warte nur noch. Warte auf ein nettes Wort, warte darauf, dass er sich meldet, warte darauf, anerkannt zu werden. Ich kann nicht verstehen, was ich falsch mache, mir tut das nicht gut, ich weiß das. Doch ich kann nicht anders, ich bleibe. Ich bin selbst schuld. Ich muss mich nur mehr anstrengen, toleranter werden. Dann wird alles gut."

Genau mit diesem Thema beschäftigen wir uns in diesem Buch. Ich möchte Ihnen dabei helfen, sich für die Merkmale des Narzissmus zu sensibilisieren und lade Sie dazu ein zu reflektieren, welche Verhaltensmuster Sie dazu gebracht haben, wiederholt auf narzisstische Männer zu treffen. Außerdem möchte ich Ihnen eine Hilfestellung anbieten, wie sie sich aus destruktiven Beziehungen befreien können.

Das erwartet Sie:
- ✓ Narziss - der Schöne
- ✓ Narzissmus in Social Media
- ✓ Einen Narzissten erkennen
- ✓ Lassen Sie los!
- ✓ Krisen bewältigen - Glück bewahren
- ✓ und vieles mehr ...

VANCOUVER
LIEBEN LERNEN

Entdecken Sie die Stadt und die schönsten Urlaubsorte, um Ihren nächsten Urlaub perfekt zu planen

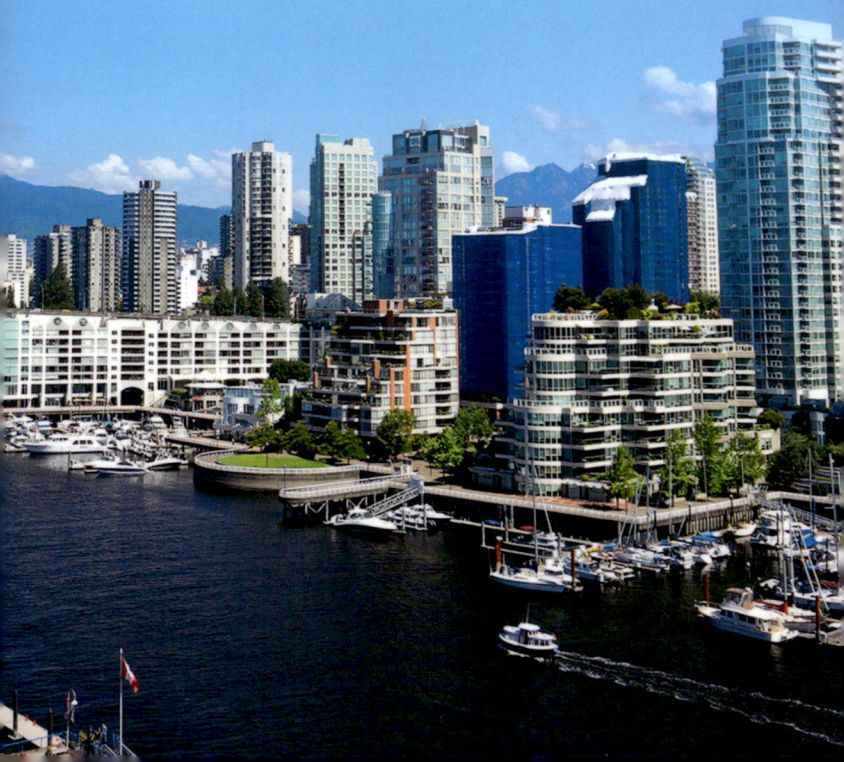